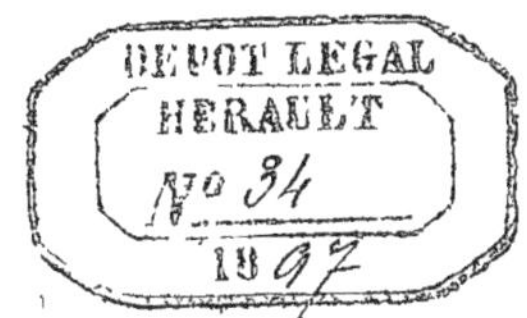

Docteur G. BERNADOU

CONTRIBUTION A L'ÉTUDE

DES

AFFECTIONS VALVULAIRES
ET AORTIQUES
CONSÉCUTIVES AU TRAUMATISME

MONTPELLIER
IMPRIMERIE CENTRALE DU MIDI
(HAMELIN FRÈRES)

1896

CONTRIBUTION A L'ÉTUDE

DES

AFFECTIONS VALVULAIRES

ET AORTIQUES

CONSÉCUTIVES AU TRAUMATISME

PAR

G. BERNADOU

Docteur en médecine

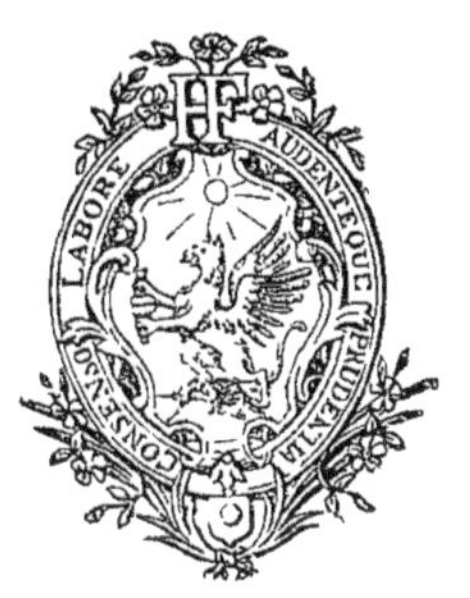

MONTPELLIER

IMPRIMERIE CENTRALE DU MIDI

(HAMELIN FRÈRES)

1896

PERSONNEL DE LA FACULTÉ

MM. MAIRET (✻)........... Doyen
CARRIEU............... Assesseur

PROFESSEURS

Hygiène....................................	MM. BERTIN-SANS.
Clinique médicale..............................	GRASSET (✻).
Clinique chirurgicale..........................	TEDENAT.
Clinique obstétricale et gynécologie	GRYNFELTT.
Thérapeutique et matière médicale..............	HAMELIN (✻).
Clinique médicale.............................	CARRIEU.
Clinique des maladies mentales et nerveuses.......	MAIRET (✻).
Physique médicale..............................	IMBERT.
Botanique et histoire naturelle médicale	GRANEL.
Clinique chirurgicale..........................	FORGUE.
Clinique ophtalmologique.......................	TRUC.
Chimie médicale et pharmacie..................	VILLE.
Physiologie..................................	HEDON.
Histologie....................................	VIALLETON.
Pathologie interne............................	DUCAMP.
Anatomie	GILIS.
Opérations et appareils........................	ESTOR.
Médecine légale et toxicologie	N...
Id. Sarda (Ch. du c.)	
Anatomie pathologique.........................	N...
Id. Bosc (Ch. du c.)	
Microbiologie................................	N...
Id. Rodet (Ch. du c.)	

Professeurs honoraires : MM. JAUMES, DUBRUEIL (✻), PAULET (O ✻).

CHARGÉS DE COURS COMPLÉMENTAIRES

Clinique annexe des maladies des enfants.	MM. BAUMEL, agrégé.
Accouchements	VALLOIS, agrégé.
Clinique ann. des mal. syphil. et cutanées..	BROUSSE, agrégé.
Clinique annexe des maladies des vieillards.	ESPAGNE, agrégé libre.
Pathologie externe......................	LAPEYRE, agrégé.

AGRÉGÉS EN EXERCICE :

MM. BAUMEL	MM. LAPEYRE	MM. VALLOIS
BROUSSE	MOITESSIER	MOURET
SARDA	BOSC	DELEZENNE
LECERCLE	de ROUVILLE	GALAVIELLE
RAUZIER	PUECH	

MM. H. GOT, *secrétaire.*
F.-J. BLAISE, *secrétaire honoraire.*

EXAMINATEURS DE LA THÈSE : MM. CARRIEU, *président.* HAMELIN. BROUSSE. RAUZIER.

La Faculté de médecine de Montpellier déclare que les opinions émises dans les Dissertations qui lui sont présentées doivent être considérées comme propres à leur auteur ; qu'elle n'entend leur donner ni approbation ni improbation.

A MON PÈRE

A MA MÈRE

A MA SŒUR

A MON BEAU-FRÈRE

G. BERNADOU.

A MES PARENTS

A MES AMIS

G. BERNADOU.

A MON PRÉSIDENT DE THÈSE

MONSIEUR LE PROFESSEUR CARRIEU

G. BERNADOU.

A MES MAITRES

G. BERNADOU.

INTRODUCTION

Parmi les lésions traumatiques du cœur et de l'aorte, certaines sont étendues, profondes, et tuent en peu de temps. Telles sont les ruptures du cœur, du gros pilier de la mitrale, les blessures de l'aorte où sa paroi est déchirée. De celles-là, nous ne devons pas nous occuper.

D'autres (ruptures des sigmoïdes, d'un tendon de la mitrale, contusions de ces parties ou de l'aorte, ont une évolution moins rapide, ne sont pas la cause immédiate de la mort, mais pourront déterminer des affections cardio-aortiques, affections d'ordre inflammatoire et mécanique en même temps. On conçoit que des lésions de ce genre ne reproduisent pas exactement le tableau des inflammations banales de ces organes.

Trois cas peuvent se présenter :

Tantôt, au moment où le traumatisme se produit, ces parties peuvent se trouver déjà en état de maladie : le rhumatisme, l'alcoolisme, la sénilité, des maladies infectieuses antérieures, peuvent avoir laissé des traces sur l'appareil central de la circulation.

Tantôt le traumatisme seul explique l'affection.

Tantôt, enfin, le cœur ayant été violenté, une maladie s'emparera postérieurement de ce terrain préparé, pour aggraver l'affection déjà existante, ou faire éclater une inflammation jusque-là restée latente.

Une lésion primitivement aortique peut, soit directement par propagation de l'inflammation, soit indirectement, déterminer diverses modifications du cœur et de ses valvules, et, réciproquement, une lésion localisée d'abord à l'endocarde valvulaire aura souvent un retentissement sur l'aorte.

Voilà, en quelques mots, les points intéressants auxquels nous allons toucher dans ce modeste travail, pour lequel nous réclamons toute la bienveillance de nos Maîtres.

Dans un court historique, nous verrons quelle part les auteurs ont faite aux traumatismes dans l'étiologie des affections cardio-aortiques.

L'étiologie et la pathogénie feront l'objet de notre deuxième chapitre.

Nous nous occuperons ensuite de l'anatomie pathologique, différente avec le siège, le degré et l'évolution plus ou moins chronique de l'affection.

Enfin, notre quatrième chapitre sera consacré à la description de ces affections. Nous y décrirons en même temps les symptômes et de l'endocardite valvulaire et de l'aortite, soit séparés, soit existant ensemble.

Quelques mots sur le pronostic et le traitement termineront notre travail.

Mais, avant de l'entreprendre, et au moment de terminer nos études au sein de la Faculté, nous avons à remplir un agréable devoir, celui de remercier ici, publiquement, les Maîtres qui, dans nos études médicales, ont guidé nos premiers pas ; qui, sans cesse, ont bien voulu nous aider de leurs conseils et de leurs savantes leçons.

Encore, nous ne saurions oublier de témoigner à nos anciens chefs de service de l'hôpital civil d'Oran, MM. les docteurs Guglielmi, Bernaüer et Lescure, toute notre reconnaissance pour la bienveillance qu'ils nous ont témoignée durant le cours de notre internat.

M. le chef de clinique Magnol a bien voulu nous aider dans la rédaction de nos observations. Nous l'en remercions bien sincèrement, en lui offrant l'assurance de notre bien affectueuse sympathie.

En terminant, que M. le professeur Carrieu nous permette de lui exprimer ici combien vive est notre gratitude pour la bienveillance qu'en toutes circonstances il a bien voulu nous témoigner, pour les excellents conseils qu'il nous a donnés au sujet de notre travail et enfin pour l'honneur qu'il nous a fait en acceptant de présider notre thèse inaugurale.

CONTRIBUTION A L'ÉTUDE

DES

AFFECTIONS VALVULAIRES
ET AORTIQUES
CONSÉCUTIVES AU TRAUMATISME

CHAPITRE I

HISTORIQUE

L'histoire des affections cardiaques d'origine traumatique est relativement récente. Vers le milieu du siècle dernier, Sénac écrivait : « Supposons que dans certaines blessures du cœur il n'y ait point à craindre les hémorragies mortelles, tout le danger se réduira à l'inflammation et à la suppuration. » Les contusions des parties internes du cœur et de l'aorte se trouvent dans les conditions indiquées par Sénac.

A un autre passage de son *Traité de la structure du cœur*, il s'exprime d'une façon plus précise encore : « Les colonnes, dit-il, en sont fines à plusieurs endroits ; elles se croisent, quelques-unes traversent les ventricules. Or, dans les efforts du cœur, elles peuvent être tirées trop fortement ou déchirées.

Leur action peut même à leur racine forcer la substance du cœur et occasionner des inflammations et des suppurations. » Les exemples qu'il emprunte à Benvenius, Du Laurens et Rivière sont peu probants.

Corvisart rapporte deux cas de ruptures traumatiques de l'appareil mitral et remarque l'hypertrophie cardiaque qui s'était produite à la suite de l'une d'elles. Il dit ensuite : « Un premier effort dans ces sortes d'affections n'est souvent qu'une cause prédisposante à la rupture qui est ensuite déterminée par un nouvel effort beaucoup plus faible que le premier. Mais alors la partie déjà affaiblie par le premier n'est pas en état de résister à l'autre. »

Quant à la dilatation aortique, il lui donne comme causes « tout ce qui peut occasionner un affaiblissement, une désorganisation quelconque dans une région des parois du vaisseau, comme les efforts violents, les coups portés sur l'extérieur de la poitrine, le transport d'un principe morbifique.... »

Le rapport des affections cardiaques avec le traumatisme n'avait pas non plus échappé à Broussais, qui écrit dans son *Cours de pathologie et thérapeutique générales* : « Les coups, les chutes, les commotions, en un mot les violences extérieures, sont des causes extrêmement multipliées de maladies du cœur... La membrane interne du cœur s'enflamme souvent par l'effet de ces violences et des stagnations forcées qu'elles produisent. » Il cite le cas d'un cavalier qui tomba sous son cheval et eut le sternum froissé par la crosse d'un pistolet d'arçon : il présenta à l'autopsie diverses lésions aortiques et cardiaques.

Cette coexistence d'aortite et d'endocardite a été mise en lumière par Bouillaud et appelée par lui angio-cardite.

Nous trouvons encore dans le *Compendium de médecine*, article Aorte, l'affirmation de l'existence de l'aortite traumatique.

Jusqu'ici le traumatisme est souvent accusé de déterminer des affections cardio-aortiques, mais les auteurs n'ont apporté que peu de faits à l'appui de leur dire.

Maintenant nous voyons citer des faits plus précis. Ce sont Piorry, Muhlig, Bamberger, qui rapportent quatre cas d'endocardite d'origine traumatique.

M. le professeur Potain en a cité un cas dans l'*Union médicale*, en 1865. En 1870, M. Coutagne présente les pièces pathologiques d'un malade mort d'anévrysme de l'aorte. La maladie avait débuté à la suite d'une chute sur le sternum et avait évolué en trois ans.

Malgré ces faits, de nombreux auteurs, avec Rosenbach et Klebs, nient l'existence de l'endocardite traumatique. L'aortite consécutive à des violences extérieures semble, elle aussi, être regardée comme moins fréquente et moins démontrée. Faure, dans sa thèse (Paris, 1878), écrit : « On a signalé l'influence du froid, des grandes fatigues, du traumatisme... Dans quelques faits, les violences ont paru jouer un certain rôle dans l'apparition des symptômes qui ont annoncé l'aortite. »

On en trouve un exemple dans ses propres observations.

Plus tard, Huchard n'hésite pas à révoquer en doute cette étiologie : « On a encore attribué au froid, aux fatigues, aux efforts prolongés, aux traumatismes, une influence très discutable. » (*Des maladies du cœur et des vaisseaux : Aortite.*)

Mais, en 1881, Klebs et Rosenbach, qui n'avaient pu produire expérimentalement l'endocardite traumatique, reconnaissent que les contusions du cœur fournissent une porte d'entrée aux germes pathogènes de l'endocardite. Wissokowski traumatise une valvule et introduit diverses cultures dans le courant sanguin : l'endocardite éclate avec toutes ses conséquences.

A la même époque, M. Barié donne, dans la *Revue de mé-*

decine, 1881, une étude très complète sur les ruptures des valvules du cœur, sans lésions concomitantes des parois cardiaques. Il a nettement établi le rapport de cause à effet qui existe entre la brisure des tendons, la déchirure des voiles sigmoïdiens et la violence que ces parties ont subie. Mais il ne parle qu'une fois de l'endocardite consécutive dans une observation que nous citerons *in extenso*. Il rapporte aussi un fait d'angio-cardite, emprunté au docteur Bruney-Yeo et que nous donnerons également. Voici, du reste, comment il s'exprime à propos de la première de ces observations : « L'insuffisance aortique, au moment où elle se produisit, constituait une simple lésion sans maladie proprement dite. Plus tard seulement le cœur, fatigué de lutter sans cesse contre les conséquences de la lésion sigmoïdienne, commença à devenir véritablement malade. Une endocardite se développa lentement et finit par gagner la valvule mitrale. »

Enfin, les travaux plus récents accordent une place particulière à ce genre d'affection.

Hanot, dans son *Traité de l'endocardite aiguë*, en 1892, discute la question de l'endocardite due aux traumatismes et reconnaît que ceux-ci sont des causes prédisposantes indiscutables. Le professeur Potain, dans ses *Cliniques*, consacre une leçon aux lésions cardiaques qui reconnaissent pour cause une violence extérieure.

En mars 1890 paraît, dans le *Bulletin médical*, une observation de M. Herman Biggs. Il s'agit d'une rupture complète d'une valvule aortique consécutive à une chute. Une endocardite avec phénomènes généraux graves s'était bientôt déclarée. « L'analyse microscopique, dit M. Biggs, n'a pas été faite. » Mais l'autopsie a fait voir un épais dépôt fibrineux à la base de la valvule rompue, les autres étaient restées saines.

Il ne manque certes pas d'autres autorités médicales qui ont remarqué les rapports des violences de toutes sortes sur le thorax avec l'évolution des maladies de l'appareil cardio-aortique ; mais aucun n'ayant fait de cette question un sujet particulier d'études, nous croyons que citer les phrases incidentes dans lequelles ils en ont fait mention seraient s'exposer à des redites inutiles et fastidieuses.

CHAPITRE II

ÉTIOLOGIE ET PATHOGÉNIE

Qu'il s'agisse d'endocardite ou d'aortite, l'étiologie ne change pas. Bichat a écrit que l'identité des maladies indique l'identité des tissus, et Peter, en faisant un corollaire, dit que l'identité, des tissus indique l'identité des maladies ; on peut ajouter : et l'identité de l'étiologie. Tout ce qui est capable de produire l'athérome peut être regardé comme faisant partie de l'étiologie des endocardites et des endaortites ; j'ai nommé la sénilité, l'arthritisme, les intoxications, surtout l'alcoolisme, les maladies infectieuses.

Mais, dans les faits dont nous nous occupons, ces différentes causes ne sont pas regardées comme suffisantes pour produire à elles seules les lésions constatées à l'examen ou à l'autopsie, et nous devons les envisager, non pas en elles-mêmes, mais seulement dans leurs rapports avec le traumatisme qui a précédé ou suivi leur apparition ou leurs manifestations.

Sénilité.— Trois de nos observations nous présentent des vieillards : l'un n'a que cinquante-trois ans ; mais Durozier, à qui nous empruntons son histoire, rapporte que ses artères sont tortueuses. Les deux autres, cinquante-neuf ans et soixante-dix-huit ans, qui font le sujet de nos obs. XI et XII, sont aussi des athéromateux. Dans ces trois cas, la sénilité a joué le rôle de prédisposition, et le traumatisme a été la cause déterminante. Chez aucun de ces hommes, en effet, les symptômes de la maladie cardiaque ou aortique n'ont apparu avant la violence extérieure, et ils ont déclaré s'être toujours très bien portés avant l'accident qui est venu hâter la marche de la dégénérescence aortique dans les trois cas, déterminant en outre la déchirure d'une sigmoïde aortique dans le fait de Durozier.

Des deux observations que nous rapportons, où les sujets étaient des étyliques, une au moins démontre quelle influence fâcheuse a cette intoxication sur le développement des accidents qui marchèrent dans ce fait avec une grande rapidité. Du reste, l'action de l'alcool sur les artères en général suffit à faire prévoir ces conséquences.

Maladies infectieuses. — Dans notre observation VI, le malade, avant son accident, avait souffert de rhumatismes, mais n'avait jamais été essoufflé. Un autre avait eu des accès de fièvre tierce pour lesquels il était resté six mois alité. Dans d'autres observations, un traumatisme était survenu qui avait été capable de déterminer immédiatement dans deux cas (obs. VI et VIII) des syncopes suivies d'essoufflement; puis une guérison apparente s'était opérée, jusqu'au moment où le rhumatisme, la grippe, la malaria, vinrent aggraver l'affection latente, ou créer une maladie nouvelle sur ce lieu de moindre résistance.

Dans ces faits, la violence subie semble avoir combiné son action avec celle de la maladie infectieuse pour produire des lésions que l'une ou l'autre isolée ont été incapables de faire naître.

Si les lésions cardiaques en général sont plus fréquentes aux âges extrêmes de la vie, et si les deux sexes en sont à peu près également atteints, on conçoit que, lorsque ces lésions sont consécutives à un traumatisme, il en soit tout autrement; et, en effet, les hommes y sont plus exposés par leurs travaux, et nous ne trouvons dans nos douze observations aucun fait où il s'agisse d'une femme.

Pour l'âge nous trouvons les mêmes raisons : deux cas seulement se rapportent à des jeunes gens de moins de trente ans, trois à des hommes ayant dépassé cinquante ans, les huit autres à des sujets de trente à cinquante ans. A cet âge, les maladies infectieuses sont plus rares, les diathèses n'ont pas encore fait ressentir leurs effets sur un organisme qui se défend, mais à cet âge aussi les hommes se livrent aux travaux les plus pénibles et s'exposent ainsi aux violences de toute espèce.

Les traumatismes présentent des variétés intéressantes. Tantôt ce sont des chutes sur le thorax (observat. II et III), le fait cité par M. Potain (*Cliniques de la Charité*), où un cavalier fut précipité de son cheval emporté, son thorax allant heurter contre un tronc d'arbre.

D'autres fois la chute a lieu sur l'épaule ou sur le dos, comme dans les observations II et V.

Les chocs directs sur la région antérieure de la poitrine sont plus nombreux et plus variés. Les plus fréquents sont les coups de tampons, et nous en rapportons trois cas. Viennent ensuite les coups de pied de chevaux, coups de tête de bœuf, les corps pesants reçus sur la poitrine (cas de Broussais que nous avons cité plus haut, où un cavalier tomba avec son cheval et eut le sternum froissé par son pistolet d'arçon), et celui qui fait le sujet de notre observation XI où le corps vulnérant était un lourd tonneau. Un autre (observ. VII) est comprimé entre un bœuf et une charrette. Enfin, un fait intéressant est celui de Freyan que nous rapportons dans notre observation IX et où le corps contondant était une balle de revolver qui, après avoir traversé le sternum et déchiré le péricarde, s'était logée dans la paroi de l'aorte sans la perforer.

Si nous examinons le siège primitif des lésions, nous verrons que, tandis que de nombreux auteurs parlent de l'aortite traumatique et que peu, au contraire, s'occupent des affections valvulaires, il est plus facile de rencontrer ces dernières, et, à ne considérer que nos observations, nous y trouverons cinq fois la dilatation de l'aorte, et huit fois les lésions valvulaires. Dans un autre cas (obs. XIII) les deux lésions paraissent avoir évolué en même temps.

Un autre fait nous a frappé : tandis que les ruptures à pronostic rapidement grave portent de préférence sur l'appareil mitral, les affections traumatiques des voiles sigmoïdiens évoluent d'une façon beaucoup plus lente et doivent souvent leur gravité aux inflammations chroniques ou aiguës consécutives. Aussi nos observations renferment-elles sept cas de lésions primitives des sigmoïdes de l'aorte contre deux de l'appareil mitral.

Le cœur droit n'a jamais été atteint.

Pathogénie. — Lorsqu'un traumatisme frappe la paroi du thorax, il exerce son action de deux façons différentes. Si le choc est inattendu, que le thorax n'ait pu être instinctivement immobilisé par l'action du diaphragme et la contraction des muscles constricteurs de la glotte, la contusion peut être un effet direct de la compression de l'aorte ou du cœur aidé par l'augmentation brusque de la pression ; dans le cas de M. Freyan (obs. IX), en particulier, il n'est pas besoin d'invoquer la pression intrathoracique exagérée pour expliquer la contusion ; mais ce fait est exceptionnel, et dans le plus grand nombre des cas l'agent principal des contusions est la pression intrathoracique. C'est surtout dans les chutes que ce mécanisme doit être prépondérant. Ces diverses modalités d'action des traumatismes ont été étudiées par MM. Barié (*Revue de médecine*, 1881) et M. Terrillon (*Progrès médical*, mars 1879).

Quoi qu'il en soit, les chocs, les commotions, déterminent dans la paroi du vaisseau ou du cœur des contusions, des déchirures, des ruptures fibrillaires ; des hémorragies interstitielles qui provoquent autour d'elles une réaction inflammatoire réparatrice. Mais si nous nous souvenons que, d'une part, à cause de la qualité même de son tissu à prédominance fibro-élastique, la paroi de l'aorte ne possède que de rares vaisseaux et se trouve dans des conditions de nutrition défectueuses, que sa muqueuse n'est nourrie que par inhibition, nous ne serons pas étonnés de voir les deux fonctions de cette inflammation, l'élimination et la réparation, se faire incomplètement et avec lenteur. Si, d'autre part, nous considérons que soit l'aorte, soient les parois valvulaires, ne jouissent d'aucun repos, ce qui tend à perpétuer le processus inflammatoire commencé,nous nous expliquerons pourquoi les petits vaisseaux dilatés, s'ils existaient déjà ou néoformés par l'irritation, seront bientôt atteints d'endartérite oblitérante qui aura pour conséquence l'arrêt du travail de réparation et la persistance des lésions. Les amas de cellules embryonnaires mélangés aux tissus détruits formeront les athéromes, ou s'organiseront en tissus de sclérose.

Quelle va être l'évolution des affections que de telles lésions vont constituer?

Prenons d'abord le cas le plus fréquent. Ce sont les sigmoïdes de l'aorte qui souffrent du traumatisme, ou du moins leurs lésions sont prédominantes : une insuffisance s'établit. Après chaque contraction ventriculaire le sang reviendra sur ses pas et une certaine quantité va refluer dans le ventricule, d'où cette conséquence : à chaque systole le cœur aura à fournir plus de sang pour arriver à un résultat égal. Cette quantité sera représentée par le sang qui aura fait retour pendant la diastole ventriculaire, plus celui qui est fourni par la systole auriculaire et dont le volume n'a pas changé. Dès lors, pendant son état de relâchement le ventricule contient une quantité exagérée de sang et ses parois, soumises ainsi à une pression centrifuge inaccoutumée, se dilatent passivement ; cette dilatation n'est pas encore unie à la dégénérescence. Le cœur s'hypertrophie en vue de faire face à un travail désormais plus pénible. Voilà pour le myocarde.

Des changements à peu près semblables se produisent dans l'aorte : « L'accroissement de l'impulsion systolique, écrit Stoupy (Thèse de Paris, 1876), exagère les conditions du frottement sanguin et du fonctionnement réactionnel de la crosse »; la même chose se passe à l'orifice aortique. De plus l'aorte, recevant à chaque systole une quantité de sang plus considérable, est soumise à une distension plus brusque et plus grande, qui se traduit par un certain degré d'inflammation, de telle sorte que la lésion valvulaire devient l'origine de l'affection aortique. Celle-ci à son tour va par un cercle pathologique retentir sur l'appareil sigmoïdien et sur le cœur.

Voici donc une aortite constituée ; au lieu de la regarder comme secondaire à une lésion valvulaire antérieure, prenons la primitive, consécutive à un traumatisme, et suivons les phases de son évolution.

Remarquons d'abord que la dilatation de l'aorte a été regardée comme pouvant amener consécutivement une insuffisance aortique sans lésions organiques. Ce fait a été très contesté. Corrigan en a parlé le premier, et nombre d'auteurs l'admettent avec lui. Notre observation XIII, que nous empruntons à la thèse de Léger, semble plaider en sa faveur. C'est la dilatation de l'anneau aortique qui empêcherait les bords des valves d'arriver au contact et amènerait ainsi l'insuffisance, les sigmoïdes restant absolument saines.

En dehors de ce mécanisme, l'aorte athéromateuse et dilatée a perdu en grande partie de son extensibilité. Or dans l'état normal, à cause de cette qualité passive des parois du vaisseau, le sang, durant toute la systole, subit une pression moindre dans l'aorte que dans le cœur, ce qui permet à celui-ci de se vider entièrement. A l'état pathologique, au contraire, la pression, inférieure dans l'aorte au commencement de la systole ventriculaire, ne tarde pas à égaler celle que produit la contraction dans la cavité ventriculaire. D'où surcroît de travail pour le cœur qui s'hypertrophie, d'où aussi dilatation passive de la cavité du ventricule par le sang que sa contraction n'a pu chasser.

Nous avons à remarquer que le retentissement de l'aortite sur le cœur est beaucoup plus fréquent que celui des lésions valvulaires sur l'aorte.

Mais de nouveaux facteurs peuvent encore entrer en ligne. L'inflammation peut se propager par voisinage de l'endaorte à l'endocarde valvulaire et réciproquement.

Si l'aorte présente ses plaques athéromateuses les plus prononcées, et c'est la règle, à son point d'abouchement dans le ventricule, les coronaires rétrécies, atteintes, elles aussi, d'endartérite, ne suffisent plus à la nutrition du muscle cardiaque qui dégénère et se laisse dilater.

Toute cette évolution que nous venons de décrire ne suit pas nécessairement tous les traumatismes des organes dont nous nous occupons ; la pauvreté même de leur nutrition, qui entraîne la faiblesse de leur réaction, explique ce que Rosenbach et Klebs ont démontré dans leurs expériences, à savoir que le traumatisme est incapable de déterminer par lui-même l'inflammation de l'endocarde chez des animaux sains. Quoique cette opinion soit exagérée, ainsi que le démontre le cas cité par M. Herman Biggs et plusieurs de nos observations, nous regardons comme indubitable qu'une certaine déchéance produite, soit par la vieillesse, soit par les intoxications sur l'appareil circulatoire est parfois une condition nécessaire à la production des affections cardio-aortiques.

Les maladies infectieuses jouent un rôle plus actif encore en apportant dans l'organisme les germes qui vont se fixer sur les parties atteintes et mises en état d'infériorité. Nos observations VII et VIII en présentent des exemples frappants.

Nous venons d'étudier les causes de ces affections et leurs divers modes d'évolution. Nous nous trouvons maintenant en face d'une maladie constituée, de lésions établies. Ces lésions nous allons essayer de les décrire.

CHAPITRE III

ANATOMIE PATHOLOGIQUE

Dans ce chapitre nous allons étudier :

1° Les lésions de l'aorte ;

2° Les lésions des valvules ;

3° Les lésions secondaires du cœur, des vaisseaux et du péricarde.

Aorte. — Que le traumatisme ait atteint primitivement l'aorte, ou que celle-ci soit malade par suite d'altérations valvulaires, les lésions ne changent pas. Quoique la marche de l'aortite traumatique soit généralement chronique, il s'agit le plus souvent (et cela est au contraire de ce qui se passe dans l'aortite chronique en général), il s'agit, disons-nous, d'une inflammation limitée.

Elle ne dépasse pas la crosse, et l'on ne trouve de lésions plus étendues que lorsqu'on a affaire à des indidividus qui, au moment où ils ont subi la violence, étaient déjà tarés et porteurs d'une artério-sclérose généralisée.

Comme dans toutes les aortites, les tuniques externe et interne sont boursoufflées, comme œdémateuses, infiltrées et pénétrées par les cellules embryonnaires.

Elles sont parcourues de vaisseaux dilatés dont la rupture produit quelquefois des taches ecchymotiques La tunique interne présente toutes les variétés de plaques gélatiniformes, parcheminées, ossiformes, et son aspect doit être ici plus varié que dans les autres aortites, car le traumatisme est de tous les âges, peut agir seul ou unir son action à celle des autres causes d'inflammations aiguës ou chroniques de cette artère.

Les dépôts d'athérome plus ou moins disséminées le long de l'aorte ascendante et de la crosse sont en général beaucoup plus confluents au niveau de cette dernière, ce qui faisait dire à Broussais que « ce sont presque toujours les points de rétrécissement des viscères creux sur lesquels l'inflammation se fixe et persiste après s'être dissipée dans le reste du viscère. » A cet endroit, ils peuvent être assez nombreux, pour gêner, par leur masse seule, le fonctionnement des sigmoïdes.

Toutes ces lésions amènent l'affaiblissement de la paroi aortique qui se dilate, et ceci est un fait constant. Nous ne nous arrêterons pas à discuter si, comme le voulait Skoda, sa principale cause tient à la parésie de la tunique moyenne, ou si l'infiltration embryonnaire en est l'agent prépondérant.

Cette dilatation est vaguement ampullaire ou fusiforme et ne dépasse pas la crosse. Ses dimensions sont très variables, et l'on a vu le calibre de l'aorte excéder 8 et 10 centimètres (Huchard). Les parois sont molles et friables. La partie supérieure peut atteindre et dépasser même de 1 à 2 centimètres la fourchette sternale.

Valvules. — Nous avons vu que les sigmoïdes de l'aorte sont le plus souvent intéressées, puis vient la mitrale, enfin les valvules du cœur droit ne sont atteintes que secondairement.

Les sigmoïdes peuvent souffrir directement de la part du traumatisme, ou n'être malades que consécutivement aux lésions de l'aorte.

Dans le premier cas, leurs lésions sont de deux genres : mécaniques et inflammatoires.

Les lésions mécaniques sont des déchirures, des arrachements que l'on recontre le plus souvent sur une seule valve, quelquefois sur deux. Elles siègent soit sur le bord libre, soit à la base, où elles sont comme arrachées de leur point d'implantation sur la paroi artérielle.

Ces ruptures présentent des dimensions fort variées, et l'on a trouvé des valvules presque entièrement détachées qui flottaient librement dans la lumière de l'aorte (Barié).

Ces lésions donnent naissance à une réaction inflammatoire, et suivant la marche plus ou moins aiguë de ce processus nous rencontrons : les gros dépôts fibrineux (Herman Biggs), les végétations molles ou verruqueuses, les anévrismes valvulaires (Burney Yeo), avec perforation complète de la valvule et aspect fenêtré. Quelquefois aussi on rencontre des adhérences des valves entre elles, d'où rétrécissement, ou avec la paroi aortique, d'où insuffisance avec rétrécissement. Mais ces deux cas, et surtout le dernier, sont plutôt en rapport avec des affections secondaires aux lésions aortiques.

Avec ces lésions, nous voyons survenir des troubles dans le fonctionnement des sigmoïdes qu'on trouve à l'autopsie absolument saines, lisses et souples. Ces phénomènes dépendent de deux mécanismes : 1° les masses athéromateuses accumulées au niveau de l'orifice empêchent les valvules de s'effacer devant le passage du sang et produisent du rétrécissement ; 2° l'aorte, en se dilatant, entraîne dans sa marche l'anneau orificiel, et les valvules deviennent insuffisantes par ce fait. Il est à remarquer que les sigmoïdes ne prenant pas contact seulement par leur bord, mais par de véritables surfaces et assez étendues, cette insuffisance ne pourra se produire qu'avec une dilatation très considérable de l'anneau fibreux. C'est sans doute pour cette raison que certains auteurs ont contesté son existence ; Charcelay l'a même complètement niée.

L'appareil mitral n'a été intéressée directement que deux fois dans nos observations, c'est un tendon qui est rompu. Ainsi que le fait observer M. Barié, les valves elles-mêmes n'ont jamais été déchirées, ces ruptures portent toujours sur les piliers ou les tendons. Les modifications inflammatoires sont les mêmes que pour les sigmoïdes.

Chez un de nos malades atteints de dilatation aortique on perçoit un léger souffle d'insuffisance tricuspidienne, les veines superficielles du thorax sont sensiblement dilatées.

Disons en terminant ce court exposé que les inflammations ne restent pas toujours cantonnées aux valvules mais peuvent envahir tout l'endocarde.

Coronaires. — Tronc brachio-céphalique. — Carotide primitive et sous-clavière gauches. — Myocarde. — Péricarde et Médiastin antérieur. — Les coronaires et les vaisseaux qui prennent naissance sur la crosse de l'aorte participent à l'inflammation qui, comme nous l'avons dit, est plus intense à leur point d'abouchement, ce que Peter appelait la loi des éperons; leur orifice est rétréci par les formations inflammatoires, on les a même trouvés entièrement oblitérés. La coronaire gauche est plus souvent atteinte que la droite, ce qui tiendrait à la plus grande intensité du fonctionnement du ventricule gauche (Huchard). Les parois de ces vaisseaux sont donc atteintes d'endartérite oblitérante et dystrophique. De plus l'aorte, en se dilatant, les repousse en haut. Les sous-clavières décrivent une courbe à convexité supérieure avant de s'engager entre les scalènes et viennent battre au-dessus de la clavicule, ce qui a fait penser à tort qu'elles avaient augmenté de longueur (Faure, Th. de Paris, 1878).

Cette endartérite a un retentissement sur le cœur. Déjà

hypertrophié, mais légitimement et par compensation, il subit la dégénérescence scléreuse et graisseuse, l'une interstitielle et se produisant autour des vaisseaux l'autre plus superficielle se montrant surtout « sur le parcours extérieur des coronaires » ou enveloppant le myocarde (Huchard). Dès lors les cavités vont se dilater et cette dilatation du cœur est même la seule véritable.

Hypertrophie et dilatation portent surtout sur le ventricule gauche, et cela plus particulièrement dans les cas qui nous occupent.

Quelquefois l'inflammation de la tunique externe gagne par voisinage le cul-de-sac péricardique, on y trouve les lésions de la péricardite sèche; très rarement il y a un léger épanchement. Des adhérences peuvent se produire « entre le péricarde et la région préaortique d'une part, et la paroi du thorax d'autre part; ces adhérences sont la suite d'une médiastinite antérieure » (Jaccoud, *Cliniques médicales*, 1887).

CHAPITRE IV

SYMPTOMATOLOGIE

Comme nous venons de le voir, ces affections sont trop complexes pour qu'une même description convienne à tous les cas, et il est évident qu'une rupture valvulaire ne produira pas les mêmes phénomènes qu'une inflammation chronique de l'aorte. Dans un état plus avancé, lorsque aorte, valvules, myocarde, participeront au processus morbide, les symptômes seront différents encore.

Aussi, après avoir décrit en quelques mots l'état des malades à partir du moment où ils ont subi un traumatisme jusqu'au moment où ils se soumettent à un examen médical, nous étudierons, dans chacune des étapes dont se compose cet examen, les signes se rapportant aux lésions : 1° de l'aorte et des vaisseaux ; 2° du cœur et de son appareil valvulaire.

Qu'il s'agisse d'aortite ou d'endocardite valvulaire, ou même de rupture de ces soupapes, les accidents immédiats au traumatisme peuvent manquer totalement et les malades prétendent n'en avoir pas été affectés. Cependant ce manque de symptômes immédiats paraît être moins commun dans les lésions valvulaires que dans celles de l'aorte. Plus souvent le traumatisme est suivi de symptômes tels que : essoufflement, douleur angoissante dans la région précordiale (cette douleur, que l'on trouve par exemple dans notre obs. III, n'est pas la douleur vive, poignante, avec sensation de déchirement qui suit généralement les ruptures à grand fracas d'un pilier annexe de la mitrale), oppression, syncopes ayant duré jusqu'à quarante minutes (obs. III). Dans un cas le malade a craché du sang, ce qui a duré pendant huit mois après son accident. Cette hémoptysie légère, mais tenace, était due sans doute à quelques ruptures d'alvéoles pulmonaires.

A partir de ce moment, tantôt les symptômes vont s'aggravant, tantôt une sensible amélioration se fait ressentir, parfois passagère, parfois durable, à tel point que la guérison aurait paru complète, si une maladie envahissant l'organisme n'était venue donner à l'affection latente l'occasion de se révéler par un développement plus considérable.

Quelquefois même ce n'est que le hasard qui fait découvrir la lésion cachée, et notre obs. XII en offre un curieux exemple.

Quoi qu'il en soit, le début brusque des accidents après une violence affirme l'origine des lésions, mais son défaut n'infirme en rien le diagnostic étiologique.

Munis de ces renseignements que nous aura fourni l'interrogatoire, procédons à l'examen des malades :

1° *Symptômes fonctionnels.* — Ceux qui tiennent à la dilatation aortique sont, outre le malaise et la faiblesse, une dyspnée par accès, de la toux avec crachements muqueux clairs; ces symptômes sont dus à la compression de la trachée par l'aorte dilatée.

Quelquefois les crachements sont sanguinolents, et cela dès le début, le même traumatisme ayant déterminé en même temps et des troubles dans l'appareil cardiaque et des ruptures d'alvéoles pulmonaires. Ces hémoptysies persistent un certain temps. On voit encore survenir des étourdissements, des syncopes fréquente, des douleurs à l'épigastre, des bouffées de chaleur, une sensation particulière de brûlure au-dessus et en arrière du sternum. Dans une période en général plus avancée, apparaissent la dyspnée, l'oppression, accompagnées de douleur persistant dans la région précordiale. Une autre douleur siégeant dans la partie supérieure droite du thorax peut aussi se présenter : celle-ci est sourde, profonde, et doit être attribuée, dit Jaccoud, à une médiastinite antérieure.

Aux lésions valvulaires et cardiaques s'attachent encore les troubles fonctionnels que nous avons vus se produire immédiatement après le traumatisme, mais exagérés (essoufflement au moindre effort, oppression, etc.), auxquels s'ajoute quelquefois la fièvre qui cependant fait en général défaut.

2° *Inspection et palpation.* — Le malade est d'ordinaire pâle. Il a le teint blafard ; il ne présente que peu ou pas d'œdème, et ce fait s'explique par la prédominance des lésions aortiques sur les mitrales. C'est vrai *à fortiori* dans les aortites sans retentissement sur le cœur.

Le thorax présente presque toujours une voussure qui peut être plus prononcée à droite (creux), à gauche (hypertrophie cardiaque), au niveau du sternum (aorte ascendante et cœur). La pointe est en général déplacée. Quelquefois les sous-clavières sont saillantes, et on peut apercevoir leurs battements ; nous avons donné plus haut la raison de ce phénomène. Enfin dans un cas nous avons observé une dilatation des veines superficielles du thorax du côté gauche. Souvent en exerçant avec le doigt une pression au-dessus de la fourchette sternale on peut sentir les pulsations de l'aorte dilatée. La main posée à plat sur la poitrine perçoit un frémissement systolique. Ce phénomène peut être attribué « à l'insuffisance des sigmoïdes » dans le cas où ces valvules ont souffert du traumatisme en particulier) « et à l'hypertrophie cardiaque qui accroît l'énergie de la contraction ventriculaire. Mais cette affection (aortite) entre aussi pour une large part dans la production de tels phénomènes en diminuant la tension artérielle par la perte d'élasticité des parois de l'aorte. »

Auscultation et examen du pouls. — Le nombre des pulsations n'est pas de beaucoup au-dessus de la normale et ne dépasse pas 90 à la minute. Cependant, dans notre observation VIII, nous le voyons monter à 120; mais ici nous avons affaire à une lésion mitrale. Il est, en général, bondissant, c'est un pouls de Corrigan, mais il est aussi dépressible; il diminue jusqu'à disparaître si l'on fait élever le bras. On a dit qu'il y avait retard d'un pouls sur l'autre ; ce phénomène s'explique lorsqu'il y a un rétrécissement de l'orifice de la sous-clavière gauche. L'ondée sanguine trouvant un obstacle à son libre écoulement, la poussée venue du cœur est comme modérée et ne se fait sentir que lentement et progressivement; de telle sorte que la pulsation dont la ligne d'ascension prise au sphygmographe est plus oblique paraît être en retard sur celle du côté opposé dont l'ascension est brusque. Ce retard n'est donc pas réel, mais apparent. Le pouls dans ces cas est petit, ondulant, ce que le doigt perçoit parfaitement. Si le tronc brachio-céphalique est rétréci, lui aussi, il n'y a plus de retard et le pouls a des deux côtés le caractère que nous venons d'indiquer.

En dehors de ces circonstaces, le tracé donne une ascension brusque, suivie d'un crochet et une descente rapide, quelquefois dicrote. Si le malade est un athéromateux, le plateau de l'athérome s'ajoute à ces caractères du pouls aortique.

A l'auscultation, on peut entendre les bruits pathologiques les plus variés comme siège, comme timbre, comme intensité.

Pour en rendre la description plus claire, divisons-les d'abord en bruits vasculaires et bruits cardiaques.

Lorsque la percussion, délimitant une zone de matité considérable dans le territoire de l'aorte, porte à pratiquer l'auscultation de ce vaisseau dilaté, on peut être étonné de ne percevoir aucun bruit anormal. C'est que, si comme le veut M. Léger la dilatation est une condition essentielle pour la production d'un bruit de souffle, elle ne suffit pas à le produire, et le cas rapporté en 1870 par M. Mayet, d'une dilatation énorme de l'aorte avec plaques athéromateuses diffuses et saillantes qui n'avait donné lieu à aucun bruit pathologique, en est une preuve suffisante. Mais, en somme, ces cas sont l'exception, et le plus souvent l'oreille perçoit un bruit de souffle rude, râpeux, se produisant au premier temps et qui présente en général son maximum au niveau de la naissance des vaisseaux brachio-céphaliques.

Mais étudions ce bruit dans ses détails : au niveau de l'orifice aortique, si on cherche à l'analyser, il peut arriver qu'il présente deux temps et deux timbres. C'est d'abord un souffle court, aigu, sifflant, indiquant du rétrécissement orificiel, ou encore il prend le timbre du bruit de piaulement étudié par Mohamed et peut être produit, soit par une excroissance polypiforme, soit par un lambeau de membrane valvulaire arraché par le traumatisme, et qui flottent en vibrant ; mais dans le second cas au moins le souffle se fait entendre aussi au deuxième temps de la révolution cardiaque. Il peut dépendre aussi de l'état fenêtré des valvules. La deuxième partie du souffle plus sonore, plus grave, se prolonge pendant tout le petit silence et couvre parfois le deuxième bruit. Il augmente à mesure qu'on s'éloigne de l'orifice en suivant le courant sanguin, il est dû à la dilatation et à l'état d'athérome avancé de l'aorte.

Si l'on répète cette analyse au niveau du point d'émergence des artères du bras et du cou, le souffle sera, dans quelques cas aussi, divisé en deux parties qui apparaîtront avec une certaine netteté en auscultant longuement.

La première partie sera constituée par le souffle aortique que nous venons de décrire. La deuxième, par un autre bruit de souffle à timbre élevé, et que l'on entend encore après la cessation du premier. Il doit, en général, sa production à quelque plaque d'athérome ancienne et dure qui rétrécit l'orifice de l'un des vaisseaux qui émergent de la crosse.

A la pointe, et toujours au premier temps, on entend quelquefois la propagation du bruit de la base, mais la contraction ventriculaire est forte (sauf en cas de dégénérescence) et son bruit bien frappé. Dans les cas où la mitrale est atteinte secondairement par l'inflammation, on entend les bruits pathologiques des affections banales de cette valvule. Mais, lorsqu'un tendon est rompu, un autre bruit prend naissance, bruit de scie qui s'entend quelquefois au moment de la systole ventriculaire, plus souvent au moment de la diastole, ou aux deux temps.

Au deuxième temps à la base, tantôt on entend le claquement valvulaire, tantôt il est remplacé par un souffle d'insuffisance aortique qui peut être, suivant le cas, le fait de la dilatation de l'anneau consécutive à celle du reste de l'artère, soit de l'inflammation, soit primitive, soit par propagation.

A l'auscultation de la poitrine, il est possible qu'on trouve des poumons absolument sains, mais souvent on rencontre des signes de bronchite, de congestion, quelquefois d'œdème pulmonaire.

Examen des urines. — La tension artérielle diminuant dans les affections aortiques, il n'est pas rare de constater une diminution notable dans la quantité d'urines émises, elles sont foncées.

Quand il s'agit de lésions mitrales, on trouve souvent de l'albumine.

Dans une de nos observations, l'analyse a décelé 158 gr.

de sucre, avec une augmentation notable de la quantité d'urines, 2,400 grammes en vingt-quatre heures, mais ces faits étaient indépendants de la lésion aortique, et reconnaissaient pour cause une commotion du bulbe : le choc, qui avait atteint le malade dans la poitrine, l'avait projeté de telle façon que l'occiput était allé heurter violemment le sol (obs. XII).

Quelquefois enfin des hémiplégies plus ou moins complètes, par embolies ou hémorragies cérébrales, viennent terminer le tableau clinique de ces affections.

CHAPITRE V

PRONOSTIC ET TRAITEMENT

La description que nous venons de faire n'est certes pas celle d'une entité morbide définie, mais plutôt d'une série d'affections différant entre elles par le siège, l'étendue, la nature même des lésions, mais offrant une parenté de cause et des rapports si intimes qu'il est impossible de les séparer. Aussi le pronostic en sera-t-il essentiellement variable.

En général, il doit être regardé comme grave mais à longue échéance. C'est ainsi que, parmi nos treize observations, nous voyons 7 malades sortis de l'hôpital, non pas guéris mais améliorés, et dont certains étaient porteurs de leurs lésions depuis quatorze, neuf, sept et six ans.

Mais ce qui doit surtout inquiéter, c'est la fâcheuse prédisposition qu'offrent ces parties traumatisées à l'envahissement par les maladies infectieuses. L'intervention de celles-ci est en effet des plus redoutables, car l'affection latente prend sous leur impulsion une marche rapide, ainsi que le prouve l'histoire du malade de notre observation VIII.

Les tares antérieures de l'organisme doivent aussi être mises en ligne de compte. Enfin dans certains cas, comme celui qui est rapporté par Freyan, l'étendue et la profondeur des lésions ainsi que la persistance de la cause d'irritation (balle de revolver) tiennent dans la gravité du pronostic une place prépondérante.

TRAITEMENT. — Nous ne nous étendrons guère sur la thérapeutique de ces maladies, qui ne diffèrent en rien pour leurs indications des affections cardio-vasculaires vulgaires. Ce seront toujours la digitale et ses succédanés qui seront indiqués dans les lésions mitrales, ou lorsque l'asystolie sera imminente. L'iodure de potassium ou de sodium, le bromure de camphre, etc., dans les lésions aortiques et lorsque on aura affaire à des sujets athéromateux.

Dans la plupart des cas, l'oligurie permet et indique même le régime lacté, dans le cas de notre observation XII, le régime : bouillon et viande, avec suppression du sucre et des féculents était nécessaire, à cause du diabète que présentait le sujet.

Il est inutile de dire que, lorsqu'une maladie intercurrente (rhumatisme, grippe, fièvre intermittente, etc.) se présentera, donnant aux affections cardio-aortiques l'occasion de se développer, c'est à elle d'abord que devra s'adresser le traitement, et c'est dans sens que devra être dirigée la thérapeutique.

CONCLUSIONS

1° Les affections de l'appareil cardio-aortique peuvent reconnaître pour cause un traumatisme antérieur, que celui-ci ait frappé directement la face antérieure du thorax, ou qu'il ait porté sur le dos ou l'épaule, agissant alors par le mécanisme, soit de l'effort, soit de la commotion.

2° Par ordre de fréquence : Les valvules sigmoïdes de l'aorte sont le plus souvent atteintes, puis vient l'aorte, enfin la valvule mitrale. Les valvules du cœur droit n'ont jamais été frappées.

3° L'aortite peut avoir un retentissement sur les sigmoïdes et le cœur, soit par propagation de l'inflammation, soit mécaniquement ; la réciproque est également possible.

4° La sénilité, les intoxications, les maladies antérieures, ont une influence manifeste sur la production et le développement de ces maladies.

5° Le pronostic de ces affections n'est grave en général qu'à longue échéance ; par contre, l'intervention d'une maladie infectieuse hâte leur marche, et est souvent d'un pronostic très fâcheux.

OBSERVATIONS

Nous avons classé nos observations de la façon suivante :

Premier groupe. — Le traumatisme a produit des lésions valvulaires seulement.

Deuxième groupe. — Le traumatisme a déterminé des lésions aortiques.

Troisième groupe. — Le traumatisme a donné lieu à des lésions d'angio-cardite.

En tête de chacun de ces groupes se trouveront les observations dans lesquelles le traumatisme a agi seul, puis celles où l'organisme était déjà frappé d'une tare, quand est survenue la violence. Enfin, celles où une maladie intercurrente a pris part à la formation des lésions ou imprimé un caractère nouveau à la physionomie de l'affection.

Observation I

(Barié, *Rev. de méd.*, 1881)

Un terrassier, quarante-quatre ans, entre à la clinique de Necker le 20 février 1879, se plaignant d'éprouver des étourdissements, surtout le matin au saut de son lit. Parfois, il souffre de palpitations, mais ce qui le gêne surtout c'est une sensation douloureuse siégeant à l'épigastre, non augmentée d'ailleurs par l'alimentation. L'appétit est excellent, les digestions un peu laborieuses. Ce malade nous raconte qu'en 1865, pendant un travail dans un puits de mine, il fut atteint brusquement dans la région précordiale par un tampon de wagon. La commotion fut telle, que le malade dut quitter tout travail, et une large application de sangsues fut prescrite par le médecin. Malgré ce traumatisme violent, le malade a pu reprendre son travail assez rapidement, et ce n'est guère qu'au bout de deux ans qu'il a commencé à ressentir les premiers troubles fonctionnels : épigastralgie, palpitations, étouffements légers.

A son entrée, on constate l'hypertrophie considérable du cœur gauche : la pointe est dans le sixième espace. A la palpation, on sent un choc énergique au moment de la systole ; à l'auscultation, on entend un souffle diastolique à la base un peu plus rude qu'on ne le rencontre habituellement dans l'insuffisance aortique. Le pouls est facilement dépressible et bondissant, enfin, dans les artères crurales, on constate un double souffle.

L'absence complète de rhumatismes, de fièvres éruptives dans les antécédents du malade, permet de faire remonter l'existence de la lésion sigmoïdienne à l'époque où il reçut le traumatisme violent en pleine poitrine.

Observation II

(Barié, *eod. loc.*)

L... (Edouard), trente-huit ans, entre dans le service de clinique de Necker le 5 février 1880. Jockey depuis l'âge de douze ans, il a suivi en cette qualité la plupart des courses qui se sont données depuis une quinzaine d'années.

Il jouissait d'une santé excellente et ne se rappelle avoir eu aucune maladie. En 1870, pendant un steeple-chase, sautant un obstacle, il fit une chute de cheval et tomba, dit-il, en grenouille, c'est-à-dire la face contre terre, les quatre membres écartés, la partie antérieure du tronc ayant frappé violemment sur le sol.

Il perdit connaissance pendant quarante minutes, fut reconduit chez lui, et, après quelques jours, il commença à ressentir une oppression qui ne devait plus le quitter. Néanmoins, il put tant bien que mal courir quelques courses ; mais, chaque fois qu'il quittait la piste et rentrait à l'écurie, il était pris de douleur poignante dans la région précordiale avec oppression extrême accompagnée parfois de quintes de toux. En 1873, pendant une course d'obstacles, il fit une seconde chute sur le thorax et l'épaule gauche, accompagnée de contusions multiples sur le cou.

Ce second traumatisme lui fut très préjudiciable. La dyspnée devint extrême, la toux permanente et bientôt le moindre effort fut accompagné de suffocations. Il cessa complètement à cette époque son métier de jockey et entra comme cocher dans une maison bourgeoise. Mais il fut obligé de suspendre souvent son travail, et depuis un an il garde la chambre. Depuis cette époque, en effet, la dyspnée est permanente, le malade éprouve de véritables crises d'étouffement ; il a perdu le sommeil; la toux est fréquente, avec expectoration muco-purulente, enfin l'œdème s'est montré aux malléoles, a gagné les jambes, et depuis deux mois occupe, en outre, la paroi abdominale et le scrotum.

A son entrée, nous constatons chez ce malade les signes suivants : cœur très volumineux, choc brusque de la pointe dans le sixième espace intercostal et fort en dehors du mamelon. La percussion donne une projection du cœur accusée par 14 centimètres de matité correspondant au bord gauche du sternum et 20 centimètres au bord droit du cœur.

Les bruits cardiaques sont bien frappés, et dans la diastole on constate l'existence d'un bruit de souffle très rude et très intense dont le maximum se trouve dans le deuxième espace intercostal droit avec propagation dans la carotide.

Les artères du cou sont soulevées avec énergie et le malade se plaint de secousses qu'il éprouve dans la tête. Outre le souffle du second temps à la base, on constate l'existence d'un autre bruit de soufflet. Celui-ci présente un timbre moins grave ; il est aigu, sibilant, exactement systolique avec prolongement pendant toute la durée du petit silence, enfin son maximum existe au niveau de la pointe avec propagation dans l'aisselle gauche.

Ainsi ce malade présente une double lésion cardiaque : insuffisance sigmoïdienne de l'aorte, insuffisance mitrale. Quand on remonte dans les antécédents du malade, on ne trouve à relever aucune affection susceptible de laisser après elle des lésions organiques du cœur consécutives.

Le malade, après avoir ressenti un soulagement rapide de la diète lactée associée aux diurétiques et à l'opium, ne tarda pas cependant à retomber dans un état grave. L'œdème qui avait disparu momentanément revint au bout d'une quinzaine de jours. La bronchite acquit une grande intensité et se compliqua bientôt d'œdème pulmonaire, la dyspnée permanente empêchant tout sommeil, et c'est au milieu de ce cortège de complications graves que le malade succomba le 25 mars.

L'autopsie pratiquée le surlendemain nous fit voir les lésions suivantes :

Cœur très hypertrophié avec dilatation considérable des deux ventricules, les valvules sigmoïdes de l'aorte laissent en se fermant un pertuis assez notable ; leur bord libre épaissi est couvert de végétations ; de plus, l'une des valvules présente une échancrure profonde due à la rupture du bord libre. En faisant l'épreuve par l'eau on voit que cette valve ne s'abaisse que d'une façon incomplète et permet au liquide de s'écouler dans le ventricule. La valve mitrale, épaisse et couverte de rugosités est insuffisante.

Observation III

Barié (*eod. loco*)

Le nommé L., âgé de quarante-cinq ans, terrassier, entre à la clinique de Necker le 13 septembre 1878. Cet homme n'a jamais été malade jusqu'au mois d'avril dernier. A cette époque, il fut précipité brusquement d'une hauteur de cinq mètres sur un sol très dur et pierreux ; il tomba sur la région thoracique et le choc porta de préférence sur le côté gauche, car le malade conserva une légère ecchymose sur cette région pendant une huitaine de jours, mais pas de trace de fracture de côte.

Onze jours après l'accident, le malade, qui avait complètement cessé son travail et gardait la chambre, fut pris de battements de cœur assez violents, accompagnés d'oppression extrême. Mais ce qui le gênait le plus, c'était une douleur intense, véritablement angoissante, siégeant au niveau de la région précordiale.

Le malade dut prendre le lit et un médecin fit appliquer plusieurs vésicatoires sur la région précordiale. Au bout de deux mois l'état du malade s'était aggravé : persistance de la dyspnée qui augmentait chaque fois que cet homme faisait seulement un mouvement dans son lit, œdème progressif ayant débuté par le pourtour des malléoles, occupant toute la longueur des jambes. Toux assez fréquente expliquée par des signes de bronchite trouvés à l'auscultation. Devant cette aggravation le malade dut entrer pendant un semaine environ dans le service de M. Delpech ou on dignostiqua une insuffisance aortique. Quelques semaines de convalescence à Vincennes achevèrent l'amélioration très grande que le malade ressentit alors. Il voulut reprendre son travail ; mais, au bout de huit jours, repris des mêmes accidents qu'au début, il rentrait dans nos salles dans le courant du mois de septembre.

A son entrée, le malade présente l'état suivant : œdème des membres inférieurs, pas d'ascite, dypsnée extrême, face très pâle.

Le cœur est très hypertrophié, sa pointe bat dans le sixième espace intercostal et soulève la paroi d'un choc énergique.

A l'auscultation on constate l'existence d'un bruit de souffle d'une intensité remarquable. Il s'étend dans toute la région précordiale, mais son siège maximum est au niveau du deuxième espace intercostal, le long du bord droit du sternum. Ce bruit de soufflet, très rude, peut être perçu à 0m,50 de la paroi thoracique. Il est nettement diastolique, et caractérise une insuffisance des valvules sigmoïdes de l'aorte. Cet homme présente d'ailleurs tous les autres signes de cette affection : soulèvement énergique des artères du cou, double souffle crural, la pression artérielle est très faible, le pouls est bondissant et très dépressible.

Le malade fit à l'hôpital un séjour de quatre semaines. On lui donna du bromure potassium d'abord, remplacé ensuite par des capsules de bromure de camphre. Sous l'influence de ce traitement, du repos, et du régime lacté, il se produisit une amélioration considérable : disparition de l'œdème et de la dyspnée, et le malade put quitter l'hôpital dans un état de bien-être relatif.

Observation IV

(Barié, *eod. loc.*)

Georges P..., maçon, âgé de vingt ans, se présente à la clinique de Necker le 26 août 1880. Ce jeune homme est malade depuis six ans. Pendant une séance de gymnastique, il reçut un choc violent dans la région précordiale, suivi immédiatement d'une fracture du sternum, pour laquelle il fut soigné pendant trois mois. Quelques semaines plus tard, il était pris de gêne de la respiration, de palpitations, de subites bouffées de chaleur et d'une toux assez intense. Il entra à cette époque dans le service de M. Chauffard à Necker, où l'on diagnostiqua une insuffisance mitrale. Il fut traité, pendant deux mois, par une série de ventouses scarifiées, de vésicatoires appliqués au niveau de la région du cœur.

De temps en temps il est obligé de quitter son travail à cause de l'étouffement qui augmente de jour en jour et des palpitations qui deviennent douloureuses.

A l'heure actuelle, on constate de l'hypertrophie cardiaque, la pointe bat dans le sixième espace intercostal, par l'auscultation on perçoit un bruit de souffle systolique sonore, grave, se prolongeant dans l'aisselle, et dont le maximum réside exactement à la pointe du cœur dans d'autres signes physiques, si ce n'est de la bronchite légère.

Observation V

(Burney Yeo, cité par Barié, *eod. loc.*)

(Société pathologique de Londres, *Medical Times,* 1878)

Rupture large de deux sigmoïdes aortiques et dégénérescence graisseuse du cœur. Léger rhumatisme antérieur au traumatisme.

Le docteur Burney Yeo présente le cœur et l'aorte d'un malade mort à la suite d'une rupture des vulvules sigmoïdes de l'aorte. Cet homme, âgé de quarante-cinq ans, employé au chemin de fer, de mœurs et d'habitudes régulières, n'ayant jamais eu d'autres maladies que quelques douleurs rhumatismales et un rhume en hiver, fit un jour une chute de la hauteur de neuf marches dans un escalier en pierre. Il essaya de se rattrapper à la rampe, la manqua, et descendit alors sur le dos jusqu'au pied de l'escalier. Il se releva cependant sans trop de difficultés, mais quelques jours après le malade commençait à éprouver du malaise et constatait lui-même l'existence d'un bruit anormal dans la poitrine, dont l'intensité l'empêchait de dormir, et au sujet duquel il consulta le docteur Yeo.

Celui-ci constata l'existence d'un souffle d'une intensité extrême, s'entendant dans toute la poitrine et même perceptible à une distance de trois pieds du malade.

Celui-ci n'accusait d'ailleurs aucun autre signe. Peu ou pas de dyspnée, pas de douleur thoracique, il pouvait même continuer son travail et allait de temps en temps à la consultation. Au bout de deux mois, le bruit se modifia : tantôt à peine perceptible, tantôt très fort et rude ; il occupait alors les deux temps de la révolution cardiaque.

En 1877, l'état du malade s'aggrava beaucoup. Il toussait, avait beaucoup de dyspnée, de faiblesse dans les jambes, le facies pâle et très amaigri. A cette époque le cœur était très volumineux, et il existait un double bruit de souffle très intense au niveau de la base du cœur. Le 20 novembre, s'étant levé de son lit, il tomba raide mort.

L'Autopsie a démontré une hypertrophie considérable du cœur, lequel commençait à subir la dégénérescence graisseuse. Quant aux valvules sigmoïdes de l'aorte, le segment postérieur et le segment antérieur droit étaient rompus et détachés des parois de l'aorte dans une étendue de 6 à 7 millimètres.

A noter dans cette observation : 1° Le genre de chute qui a occasionné la lésion. Il est probable qu'il ne s'agit pas ici d'une rupture par mécanisme direct, mais par commotion et effort.

2° L'absence presque totale de troubles fonctionnels coexistant avec une lésion très étendue.

Observation VI

(Durozier, Soc. de méd. pratique, 1880)

Insuffisance aortique, consécutive à un traumatisme précédé lui-même de fièvres intermittentes et suivi de rhumatisme.

Droit, quarante-huit ans, maçon, entre à la Charité le 23 juillet 1869. A quinze ans, alité cinq ou six mois pour fièvres tierces. A quarante et un ans, il a été comprimé entre deux wagons et a été alité pendant près d'un mois ; depuis deux ans, il a des rhumatismes qui ne l'ont pas contraint à garder le lit. Jamais il n'a senti de battements de cœur ; les jambes sont enflées depuis le commencement de l'année. Jamais il n'a craché de sang ; cyanose notable ; souffle énorme au deuxième temps au niveau du sternum, double souffle crural constant et facile à produire ; pouls veineux.

Remarquons l'œdème, la cyanose et le pouls veineux accompagnant une insuffisance aortique.

Observation VII

(Due à l'obligeance de M. le professeur CARRIEU et de M. le docteur MAGNOL, chef de clinique médicale.)

V... J..., vingt ans, cultivateur, domicilié à La Motte (Hérault). Entre à l'hôpital suburbain, salle Combal, n° 29, le 5 décembre 1895.

Antécédents héréditaires. — Son père serait mort diabétique, sa mère se porte bien. Six frères ou sœurs en bonne santé.

Antécédents personnels. — Il a été victime d'un accident pendant l'été de 1894; il fut serré entre une charrette et un bœuf et eut le thorax pris entre les deux. Le choc fut assez violent, mais il n'en reste aucune trace et le traumatisme ne paraît pas avoir déterminé d'accidents immédiats.

Il y a quelques mois il reçut un coup de pied de mule au niveau de la symphyse pubienne ; une hémorragie externe assez violente en fut la conséquence et la trace cicatricielle se voit encore.

Le malade avoue de plus quelques habitudes éthyliques. Il buvait régulièrement deux absinthes par jour et s'est enivré plusieurs fois.

Le fait le plus intéressant à relever dans ses antécédents paraît être celui de douleurs ressenties en mars 1895. Elles siégeaient principalement dans le genou gauche au niveau de l'articulation. Le malade à ce moment n'avait pas de blennorrhagie ; il ne présenta pas de fièvre et n'eut aucune généralisation de ces douleurs aux autres articulations.

Maladie actuelle. — Le malade entre à l'hôpital pour des fièvres palustres contractées à La Motte, où il travaillait une quinzaine de jours avant les vendanges.

Les fièvres se présentaient avec le type d'accès normal : frisson, chaleur, sueur, arrivant vers 1 heure de l'après-midi un jour et non l'autre (type tierce) et durant six heures. La quinine les arrêta après le quatrième accès, mais le malade garda durant quelques jours une grande faiblesse et dut suspendre tout travail.

Un mois et demi après une récidive se produisit. Les accès cette fois étaient plus courts, duraient deux à troix heures, mais présentaient toujours le type tierce. La quinine administrée de nouveau, après le quatrième accès seulement les fit disparaître. Plus tard, un mois environ après, les accès revinrent encore mais cette fois irréguliers, tantôt quotidiens, tantôt tierces, sans règle fixe ; c'est ainsi qu'après huit jours et sans aucun traitement la fièvre reparut. Cette dernière atteinte le décida à entrer à l'hôpital où il est arrivé le 5 octobre 1895.

État actuel. — Malade très anémié, pâle, teint un peu terreux, présentant sur l'abdomen des plaques de pigmentation anormale de la peau, presque symétriquement disposées de part et d'autre du palais et qui tranchent nettement sur le teint terreux général.

Durant treize jours de séjour et d'observation, le malade présente deux accès seulement, type tierce, dans lesquels la sueur semble être le phénomène dominant.

L'essoufflement dont il se plaint nous porte à examiner son appareil cardio-vasculaire et voici ce que l'on constate :

Du côté du *pouls*, l'artère est un peu dure, le pouls lui-même battant 84 pulsations est boudissant, mais peu dépressible.

Du côté du *cœur*, à la surface du thorax, les contractions sont visibles sur une large étendue ; la pointe bat à deux travers de doigt du mamelon avec frémissement cataire, et la matité est augmentée en tous sens.

A l'auscultation, on perçoit :

1° A la pointe, un souffle râpeux, intense, au premier temps, se prolongeant sur le petit silence, couvrant en partie le deuxième bruit à peine perceptible. Le maximum de ce souffle se trouve en plein cœur et diminue en allant vers l'aisselle ;

2° Au foyer pulmonaire, le même souffle, mais plus doux, toujours au premier temps ;

3° Au foyer aortique, un souffle au deuxième temps, plus doux que celui de la pointe, se prolongeant de haut en bas dans la direction du sternum.

D'autre part, les jambes ne présentent pas trace d'œdème, les paupières seules et le visage sont un peu bouffis.

Du côté du *foie*, on remarque qu'il déborde les fausses côtes de deux travers de doigt. La rate est assez grosse, mais profonde.

Durant son séjour à l'hôpital, on lui a simplement administré de la quinine pour combattre son impaludisme et on a surtout insisté sur le repos au lit et le régime lacté mitigé ; les symptômes, cependant, ont en grande partie disparu.

État du malade à sa sortie, le 17 janvier 1896 :

Les jambes ne font plus mal au malade lorsqu'il marche. Dans son tissu cellulaire, il ne reste que peu d'œdème.

Au *cœur*, le premier temps est soufflant à la pointe. Le souffle ne se propage pas dans l'aisselle, mais couvre le petit silence et même le deuxième bruit qui, cependant, s'entend.

A l'*appendice xyphoïde* et au *foyer aortique*, on perçoit un souffle plus intense que celui ci-dessus, rude, et s'entendant au deuxième temps. Il se propage de haut en bas suivant la direction du sternum. Il présente son maximum au niveau de l'appendice xyphoïde ou un peu au-dessus.

En même temps, la matité cardiaque est augmentée et accompagnée d'une zone de submatité assez étendue.

La prédilection connue des maladies infectieuses pour l'orifice mitral nous donne le droit de croire que le violent traumatisme subi par ce malade n'a pas été étranger à la production de son affection cardiaque à prédominance aortique.

Observation VIII

(Due à l'obligeance de M. le professeur Carrieu et de M. le Dr Magnol, chef de clinique.)

Rupture d'un tendon de la mitrale par un coup de tampon de locomotive. L'affection latente prend une marche rapide à la suite de la grippe et se généralise.

D... (Damien), quarante-deux ans, mécanicien, né à Saint-Étienne, entre à l'hôpital suburbain, salle Combal, n° 14, le 29 mai 1896.

Antécédents héréditaires. — Nuls.

Antécédents personnels. — Le sujet n'a jamais été malade grièvement. Il n'avait pas d'habitudes éthyliques que sa profession de mécanicien à la compagnie du Midi lui interdisait. En février 1892 seulement, il fut tamponné en gare par un train. Le tampon de la machine l'atteignit au côté gauche du thorax; il dut rester un mois au repos, durant lequel il ressentait un peu d'essoufflement, mais surtout de la douleur en respirant. Pas de fracture de côte. La maladie actuelle daterait de vingt et un jours, au dire du malade; auparavant, il était bien portant. Il a été pris en revenant d'un congé. Le trajet de Saint-Étienne à Montpellier s'effectua avec de la neige sur les wagons; il eut froid ; en arrivant, se mit au lit, et le Dr Diffre, qui l'a soigné à ce moment, conclut à une grippe. Au bout de quelques jours, d'ailleurs, l'affection s'étant fort amendée, le malade, qui se croyait guéri, reprit son service.

C'est à ce moment qu'il remarqua, le soir, de l'enflure aux malléoles. En même temps la dyspnée apparut, et c'est ce dernier symptôme qui détermina le malade à se faire soigner plus activement.

Etat actuel (30 mai).— Homme bouffi, de figure blafarde, cyanosée. Ce qui frappe le plus, lorsqu'on l'approche, c'est la dyspnée et même l'orthopnée qu'il présente.

Les yeux sont injectés, les conjonctives rougeâtres, les paupières un peu gonflées, l'abdomen, le scrotum, les membres inférieurs œdémateux.

On procède de suite à l'examen du cœur et on trouve :

1° Une matité précordiale très augmentée, surtout à gauche ;

2° Un bruit de souffle au premier temps et au deuxième avec les particularités suivantes :

A la pointe, le souffle est surtout au premier temps, réalisant le bruit de scie le plus typique qu'on puisse réaliser. En plein ventricule: les mêmes bruits, peut-être plus distincts, au deuxième temps. — A la base : toujours les mêmes bruits, mais alors c'est le souffle du deuxième temps qui domine et prend un timbre plus musical qu'à la pointe. La propagation du souffle de la pointe, pas très nette vers l'aisselle, s'entend plutôt vers le bord gauche du sternum. Le pouls est rapide, à ondée brutale mais défaillant, d'une fréquence assez grande (120 pulsations à la minute).

Dans les poumons, on perçoit des signes d'œdème et de congestion passive : la respiration est fréquente, 32 à la minute, la langue est sale, blanchâtre.

Les urines sont rares, foncées, concentrées, contiennent des traces d'albumine. On ordonne digitale 0 gr. 80.

2 juin. — Le pouls est à 104; il y a 28 respirations. La gêne respiratoire a disparu, le facies du malade a totalement changé. Le pouls est cependant encore bondissant et rapide. Au cœur les bruits n'ont pas encore changé, ils sont peut-être plus intenses. Les urines ne contiennent plus d'albumine et sont abondantes. On descend la digitale à 0 gr. 50.

3. — L'œdème a diminué, les urines sont très abondantes (3 litres), le souffle de la pointe s'atténue, le maximum des bruits anormaux est bien à gauche du sternum.

5. — Les bourses sont désenflées, le pouls est moins bondissant, à 90. On remplace la digitale par une potion à 0,10 de sulfate de spartéine.

6. — Le malade, se plaignant de diarrhée, on prescrit :

Carbonate de chaux } ââ 4 grammes
Phosphate de calcium }

8. — La diarrhée a cessé, mais une orthopnée légère a reparu. Le pouls est à 112, régulier, mieux frappé. Les souffles ont baissé de ton, indiquant que la tension a baissé. D'ailleurs, les œdèmes ont augmenté. On prescrit de nouveau 0 gr. 60 de digitale en infusion, et des ventouses sèches sur le thorax.

10. — Le pouls à 96, la pulsation est toujours rapide. Les ventouses ont fait transsuder une sérosité sanguinolente. Aux poumons, les deux bases sont congestionnées ; il y a même un peu d'épanchement pleural (broncho-égophonie). Les urines ne sont pas encore très abondantes.

11. — Pouls à 92. L'essoufflement persiste. On élève la digitale à 0,90. On ajoute des insufflations d'oxygène.

12. — Pouls à 92, dépressible ; la gêne respiratoire est moindre. Urines 3,100 grammes. Le malade quitte l'hôpital. Il meurt douze jours après.

Observation IX

(Freyan, *Berlin, klin. Woch.*, 18 décembre 1893)

Aortite chez un alcoolique, consécutive à une chute sur l'épaule. — Hémiplégie

Homme de trente-deux ans, à l'auscultation duquel on percevait un double souffle cardiaque ayant son maximum au niveau de l'aorte et de la partie inférieure du sternum.

A la palpation, frémissement vibratoire au niveau du deuxième espace intercostal gauche. Aucune augmentation du volume du cœur, pas de matité rétro-sternale, pouls normal.

Autopsie. — Dilatation anévrysmatique de l'aorte immédiatement au-dessous des valvules. Dans une poche du sac, entourée de caillots, se trouvait une balle du calibre de 7 millimètres. Six semaines auparavant, cet homme avait tenté de se suicider. La cicatrice correspondant à l'orifice d'entrée du projectile se trouvait au niveau de la quatrième côte, à droite du sternum, la nature n'en avait pas été reconnue pendant la vie.

La cicatrice adhérait intimement aux tissus sous-jacents et conduisait dans un canal qui perforait le sternum et se terminait en cul-de-sac à 2 centimètres de profondeur.

La balle avait ouvert le péricarde, sur lequel se voyait une cicatrice, et était ensuite allée se loger dans la paroi de l'aorte, sans perforer ce vaisseau.

« Évidemment, le corps étranger avait provoqué une inflammation qui avait entraîné l'ulcération de la paroi interne de l'artère et donné lieu à la formation du sac anévrysmal. Plus tard s'était produite une perforation du cœur droit immédiatement au-dessous de l'insertion de la valve pulmonaire médiane. Enfin la mort avait été occasionnée par une péricardite et une pleurésie consécutive. »

Observation X

(RÉSUMÉE)

(Thèse de H. Léger, 1877)

Aortite aigue par contusion directe, produite par une balle de revolver

M. (Georges), déménageur, âgé de cinquante-deux ans, n'a jamais été malade, ne présente jusqu'ici comme affection que des accidents alcooliques (pituite, cauchemars continuels).

Il y a deux ans, après une chute violente sur l'épaule, il éprouve des palpitations et ces accidents le forcent à interrompre son travail. Il lui vient en même temps des vertiges passagers, mais fréquents, ainsi qu'une douleur subite un peu au-dessous du sein gauche, sans irradiations, mais accompagnée de brûlure derrière le haut du sternum. Cette sensation passe au bout de cinq à dix minutes et la douleur intercostale s'affaiblit ensuite, mais beaucoup plus lentement.

Il y a quinze jours est survenu un léger œdème autour des mollets et il entre alors à l'hôpital, service de M. le Dr Ducquoy.

C'est un homme grand, très vigoureux, paraissant en proie à une anxiété constante, se plaignant d'une sensation de brûlure rétro-sternale. Le teint est d'une pâleur bistrée.

La respiration, peu fréquente, de 24 à 28 par minute, offre une inspiration un peu brusque et profonde. Léger œdème des extrémités inférieures, pas de soulèvement des artères.

Le pouls, égal des deux côtés sans induration artérielle, est léger, bondissant ; au cœur, l'impulsion est étendue, la pointe bat dans le sixième espace intercostal avec bruits un peu sourds, non soufflants. Au niveau de l'orifice aortique, le premier bruit est net ; le second, non perceptible, remplacé par un souffle doux, aspiratif se prolongeant vers le bord gauche du sternum jusqu'à l'appendice xyphoïde.

Matité aortique non augmentée. Battements aortiques lointains avec second bruit un peu soufflant. Toux sèche. Respiration emphysémateuse ; urine normale (29 septembre).

9 octobre. — Mêmes signes, plus prononcés, apparition d'un léger souffle au premier temps dans l'aorte ascendante. Vésicatoire sur la région précordiale. Le pouls faiblit.

14. — Les urines ont diminué, on ordonne une cuillerée de vin de Trousseau, l'urine devient plus abondante, le calme se rétablit.

23. — L'étouffement reparaît, moins fort. On constate alors à la base du cœur, en dehors et à gauche, des frottements péricardiques assez doux. Au niveau de l'orifice aortique, un double bruit de souffle s'entend maintenant nettement, le premier plus long et plus intense que le second. Au niveau de la poitrine, les bruits sont très purs et éloignent toute idée d'affection mitrale concomitante.

Le malade passe par diverses périodes d'amélioration et d'aggravation. Le 20 janvier, il n'existe plus de douleur précordiale, les accès d'oppression ne reviennent que de loin. Cependant le cœur a augmenté de volume, la pointe bat au niveau de la septième côte. La matité précordiale a 11 centimètres dans le sens vertical. La zone de matité aortique ne paraît pas augmentée, mais la sonorité du poumon, qui présente de l'emphysème, gêne cette exploration. Les artères du cou sont maintenant soulevées. Le calme se rétablit, le malade sort de l'hôpital le 22 janvier.

Le 1er février, il rentre avec une hémiplégie incomplète du côté droit qui permet encore quelques légers mouvements, tombe dans le stertor et meurt douze jours après.

A l'AUTOPSIE — on ne trouve comme lésion cérébrale qu'un petit noyau de ramollissement à la partie postérieure du corps strié du côté droit.

Organes thoraciques. — Le cœur est volumineux, pesant 890 grammes, mesurant 16 centimètres de hauteur et 14 de large. Les parois sont épaisses, mais friables, de couleur légèrement jaunâtre. Les valvules aortiques sont complètement saines, flexibles, et pourtant insuffisantes; la valvule mitrale, très distendue, est aussi complètement saine.

Aorte considérable dilatée, à parois molles, facilement déchirables, mais peu épaissies. Diamètre de 6 centimètres. Sa surface interne est couvertes de plaques jaunes, jusqu'à sa bifurcation aux artères iliaques. Quelques-unes commencent à se crétifier, mais dans l'intervalle qu'elles laissent entre elles, on en trouve d'une coloration rouge, ou de couleur saumon, qui sont lisses, mollasses, et paraissent de formation beaucoup plus récente. Les lésions, plus serrées du côté du cœur, s'arrêtent nettement au niveau des sigmoïdes sans empiéter sur elles.

Le lobe inférieur du poumon gauche est tout entier transformé en un énorme infarctus. Dans le lobe inférieur du poumon droit, il en existe deux de la grosseur d'une noix, et d'autres plus petits. Rien dans les lobes supérieurs.

Observation XI

(PERSONNELLE)

(Prise dans le service de M. le professeur CARRIEU)

Aortite chronique pure, traumatique

R... (Etienne), cinquante-neuf ans, domestique, entre à l'hôpital Suburbain, salle Combal, n° 5, le 6 novembre 1896.

Antécédents héréditaires. — Son père est mort d'une fluxion de poitrine. La mère vit encore, elle a quatre-vingt-cinq ans. Il a deux sœurs et deux frères bien portants.

Antécédents personnels. — Il a eu la petite vérole, il y a vingt-six ans. Il est malade depuis neuf ans. A cette époque, il fit une chute dans un escalier et reçut sur le thorax un tonneau qu'il portait. Immédiatement il se mit à tousser et à cracher du sang, ce qui dura de sept à huit mois. Deux ans après, il reçut un coup de pied de cheval sur la poitrine, à quatre travers de doigt au-dessus du mamelon droit.

Malgré ces accidents, il a pu continuer à travailler. La maladie actuelle date de deux ans. Ce sont la toux et des expectorations assez abondantes, accompagnées d'une douleur vague, sourde, dont le siège s'étend du mamelon droit au-dessous de la clavicule, qui l'ont engagé à se faire soigner à l'hôpital. Cette douleur n'augmente pas par la pression exercée sur la région, mais s'accentue lorsque le malade se couche sur le côté gauche, aussi le malade ne se porte-t-il jamais sur ce côté. Il accuse des douleurs dans la tête, que le décubitus gauche aggrave également. Depuis trois mois, il a la voix enrouée.

Etat actuel.— Outre ces troubles fonctionnels dont il se plaint, il tousse, crache, et ses expectorations sont très fluides, pas sanguinolentes.

Inspection. — Nous avons affaire à un homme de taille moyenne, bien constitué ; son teint général est pâle, blafard, il est faible, se plaint de dégoût (quoique digérant bien), il est amaigri. Les artères du cou ne sont pas soulevées, les sous-clavières ne sont pas visibles. On remarque une dilatation des veines du thorax, du côté gauche, et en haut surtout, où elles dessinent des marbrures bleuâtres.

A la palpation, on sent un frémissement vibratoire sur le trajet de l'aorte, le doigt porté en arrière de la fourchette sternale ne parvient cependant pas à sentir les battements aortiques. A la percussion la matité précordiale est augmentée, mais surtout la matité aortique qui, au niveau de la crosse, accuse une étendue, de haut en bas, de quatre travers de doigts. Les artères sont dures, le pouls est petit, irrégulier, ondulant des deux côtés, dépressible, et bat 84 pulsations à la minute. Il n'y a pas de retard apparent d'un pouls envers l'autre. La percussion des poumons donne une sonorité normale.

Auscultation. — *Poumons.* — Des râles de bronchite disséminés dans les deux poumons.

Au *cœur:* 1° à la pointe les deux bruits sont nets ;

2° Au foyer aortique, souffle très rude, intense au premier temps. Il couvre tout le petit silence et finit par une claquement valvulaire. Ce souffle, qui s'étend tout le long du trajet de l'aorte, présente son maximum dans le deuxième espace intercostal droit à 7 ou 8 centimètres du bord du sternum et se propage dans les carotides ; on entend aussi un léger souffle à l'orifice tricuspidien.

Le 9 novembre, l'examen ne présente rien de nouveau, les urines sont normales, le pouls a les mêmes caractères ; il devient imperceptible quand on fait élever le membre.

Le 20 novembre, le pouls est plus faible encore, le malade tousse beaucoup.

Diagnostic : Dilatation aortique chronique, consécutive à deux traumatismes, chez un vieillard athéromateux.

Observation XII

(Personnelle)

(Prise dans le service de M. le professeur Carrieu)

Aortite accompagnée de lésions valvulaires par traumatisme, chez un vieillard athéromateux.

Le nommé P..... (Pierre), âgé de soixante-dix-huit ans, entre à la clinique ophtalmologique, service de M. le professeur Truc, pour se faire opérer de la cataracte, mais on refuse de l'opérer, vu son état général mauvais et la présence de sucre dans ses urines. Il est envoyé à l'hôpital suburbain où il entre, salle Combal, 11, le 9 novembre 1896.

Antécédents héréditaires inconnus.

Antécédents personnels. — Il n'a jamais eu de maladies infectieuses ni aucune maladie grave. N'a jamais toussé, n'était pas essoufflé et n'avait pas eu les jambes enflées avant l'accident qui lui arriva il y a trois ans. A cette époque il reçut un coup de tête de bœuf, de telle façon que son thorax passant entre les deux cornes fut violemment heurté par le front de l'animal. Il dit lui-même qu'il fut projeté à plus de quatre pas. Il tomba sur le dos et son occiput heurta le sol.

Il se passa près d'un an sans qu'il se ressentît autrement de ce traumatisme, mais au bout de ce temps il commençait à éprouver de la difficulté à monter les escaliers, à cause de l'essoufflement, et ce symptôme a persisté depuis. Il n'en continua pas moins à vaquer à ses occupations.

Il y a trois jours, à la clinique ophtalmologique, il a ressenti quelques frissons et a toussé ; mais, en somme, les troubles fonctionnels sont si légers qu'il paraît étonné de ce que sa maladie attire à tel point notre attention.

Etat actuel. — C'est un homme de taille au-dessus de la moyenne, de constitution robuste, il ne se plaint de rien, dort, mange et digère bien. Cependant, à l'inspection, on remarque que son teint général est pâle, que sa figure est un peu bouffie, que son sternum est très saillant, enfin que ses jambes sont un peu œdémateuses. La gauche porte la cicatrice d'un ulcère variqueux qui aurait duré trois ans. Les sous-clavières ne sont pas élevées.

La main, appuyée sur la partie antérieure et supérieure du thorax, perçoit un frémissement, une sorte de thrill, correspondant à la systole ventriculaire. Si l'on porte les doigts en arrière de la fourchette sternale, on sent nettement les pulsations de l'aorte, qui dépasse le bord supérieur de cet os de 1 centimètre et demi ou 2 centimètres. La percussion donne une matité cardiaque et surtout aortique très augmentée.

Examen du pouls. — L'artère radiale, à la palpation, est dure, athéromateuse. Le pouls, fort, bondissant, a les caractères du pouls de Corrigan. Il est régulier et bat 72 pulsations à la minute. Au sphygmographe, son tracé présente les caractères suivants :

1° Ligne d'ascension brusque (hypertrophie ventriculaire) ;

2° Crochet dans quelques pulsations (non fermeture immédiate des sigmoïdes) ;

3° Plateau (athérome) ;

4° Descente un peu dicrote.

Auscultation de la poitrine : normale.

Au cœur, on perçoit un double souffle, au premier et au deuxième temps, avec les particularités suivantes :

1° A la pointe : souffle intense râpeux après le premier temps, ne couvrant pas entièrement le petit silence. Celui-ci est prolongé ; au deuxième temps, propagation du bruit de la base.

2° A la base (deuxième et troisième espaces intercostaux), souffle très râpeux après le premier temps, se propageant dans le sens de l'aorte dilatée et augmentant d'intensité dans ce sens. On entend le bruit valvulaire, mais très peu, sans claquement et tardivement, ce qui tend à égaliser la durée des deux silences.

Au deuxième temps, on entend un souffle doux, aspiratif, surtout dans le premier espace intercostal, où on n'entend plus le souffle du premier temps.

Examen des urines : cet homme urine 2,400 grammes en vingt-quatre heures. L'analyse découvre 68 grammes de sucre par litre et 2 grammes d'albumine.

Traitement. — On supprime les féculents. — Régime : viande, bouillon.

On ordonne : Iodure de potassium............. 0 gr. 60
Antipyrine...................... 2 gr.

Les urines diminuent rapidement; le 14 novembre, 1,200 grammes. Le malade quitte l'hôpital quelques jours plus tard.

Observation XIII

(DUROZIER, *Soc. de méd. pratique*)

Rupture et perforations des sigmoïdes de l'aorte, accompagnées d'aortite chronique.

G..., cinquante-trois ans, charretier, entre à l'Hôtel-Dieu le 16 avril 1873. Il est souffrant depuis un an, date où il reçoit un coup de pied de cheval en pleine poitrine. Il étouffe depuis le 16 février.

Teinte cyanique jaunâtre. Le mouvement apparent du cœur est peu marqué ; cependant on voit facilement le jeu de bascule : en même temps que la pointe bat en avant la base se retire. Les jugulaires sont grosses et battent, les artères sont tortueuses. Le cœur est gros, la pointe bat dans le sixième espace intercostal. Les cavités droites sont développées, on ne sent pas de frémissement.

Pouls radial vibrant, régulier, pas de dicrotisme à la brachiale, double souffle crural très fort, pas de claquement valvulaire, double souffle intense au deuxième temps au foyer aortique.

Le 22 avril, le malade est couché, étendu ; la cyanose et l'étouffement sont considérables. Le cœur se sent mal. Matité très large au niveau de l'oreille droite; les jugulaires sont distendues, battantes. A droite, souffle court au premier temps, souffle énorme au deuxième. Les jambes sont enflées et violettes. Des plaques de gangrène apparaissent.

AUTOPSIE le 8 mai. Le cœur est gros comme un cœur de veau, la pointe est complètement formée par le ventricule gauche, le ventricule droit s'enroule autour de celui-ci, dont il paraît être une dépendance. Les oreillettes sont très développées. La tricuspide est normale. La paroi du ventricule droit est épaissie. La mitrale est normale. Le ventricule gauche, dont la paroi mesure deux centimètres et demi, a sa cavité très diminuée. C'est un type d'hypertrophie concentrique.

L'orifice aortique est très intéressant : quand on a versé de l'eau dans l'aorte, elle a filtré, mais lentement; on n'a pas été peu étonné de trouver une des valvules déchirée, de façon à laisser passer une grosse plume d'oie par la fente principale. Il y a, en plus, de petits trous, deux loges communiquant.

L'aorte est très élargie et très athéromateuse. Les reins sont altérés, l'un d'eux contient un calcul gros comme une olive. Le foie est simplement congestionné, les poumons sont apoplexiés.

BIBLIOGRAPHIE

SÉNAC. — Traité de la structure du cœur, de son action, de ses maladies.

CORVISART. — Essais sur les maladies et lésions organiques du cœur et des gros vaisseaux.

BROUSSAIS. — Cours de pathologie et de thérapeutique générales, 1834.

BOUILLAUD. — Traité des maladies du cœur.

POTAIN. — Union médicale, 1865.

COUTAGNE. — Lyon médical, 1870.

PETER. — Clinique médicale, 1873.

MAYET. — Sur un cas d'altération de l'aorte (Lyon médical, 1870).

HANOT. — Gazette médicale (Paris, 1873).

RENDU. — Anévrisme de l'aorte ascendante (Lyon médical, 1875).

JACCOUD. — Article endocardite (Dictionnaire de médecine et de chirurgie pratiques).

LÉGER. — Thèse de Paris, 1871.

FAURE. — Du soulèvement de l'artère sous-clavière regardée comme un signe de la dilatation de l'aorte, 1878.

SICAUD. — Contribution à l'étude de l'aortite (Thèse de Paris, 1880).

BARIÉ. — Etude sur les ruptures valvulaires (Revue de médecine, 1881).

JACCOUD. — Pathologie interne, 1883.

— Clinique médicale, 1885.

HERMANN BIGGS. — Bulletin médical, mars 1890.

HUCHARD. — Traité clinique des maladies du cœur et des vaisseaux, 1893.

HANOT. — Traité de l'endocardite aiguë, 1893.

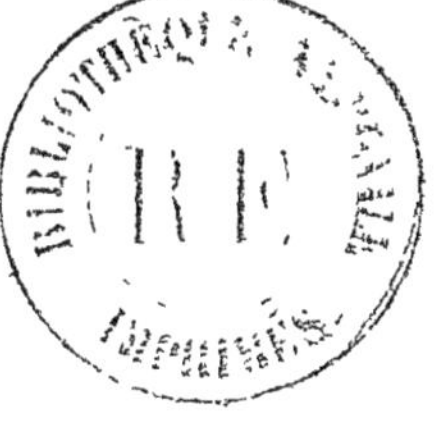

SERMENT

En présence des Maîtres de cette Ecole, de mes chers condisciples et devant l'effigie d'Hippocrate, je promets et je jure, au nom de l'Être suprême, d'être fidèle aux lois de l'honneur et de la probité dans l'exercice de la médecine. Je donnerai mes soins gratuits à l'indigent, et n'exigerai jamais un salaire au-dessus de mon travail. Admis dans l'intérieur des maisons, mes yeux ne verront pas ce qui s'y passe, ma langue taira les secrets qui me seront confiés, et mon état ne servira pas à corrompre les mœurs ni à favoriser le crime. Respectueux et reconnaissant envers mes Maîtres, je rendrai à leurs enfants l'instruction que j'ai reçue de leurs pères.

Que les hommes m'accordent leur estime, si je suis fidèle à mes promesses! Que je sois couvert d'opprobre et méprisé de mes confrères, si j'y manque!

www.ingramcontent.com/pod-product-compliance
Ingram Content Group UK Ltd.
Pitfield, Milton Keynes, MK11 3LW, UK
UKHW020212200726
13856UKWH00004B/1344

9 782013 542852